AF311124

# NOTICE

SUR

# L'INHALATEUR DE POCHE FF

## A RÉCIPIENT VAPORIFÈRE INTERCHANGEABLE

B. S. G. D. G.

DU

## DOCTEUR F. FORNÉ

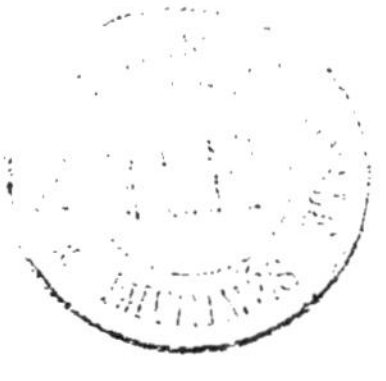

PARIS

TYPOGRAPHIE A. HENNUYER

RUE DARCET, 7

—

1895

# NOTICE



SUR

# L'INHALATEUR DE POCHE FF[1]

## A RÉCIPIENT VAPORIFÈRE INTERCHANGEABLE

B. S. G. D. G.

### Du docteur F. FORNÉ

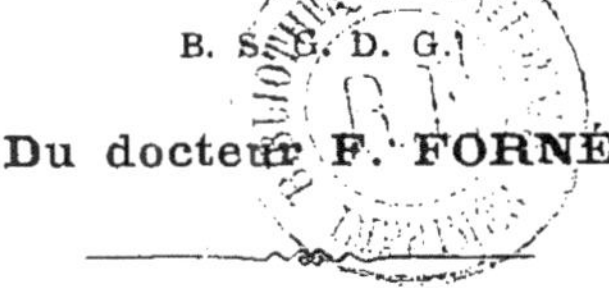

## I

**Du rôle des inhalations comme moyen de prévenir et de guérir les maladies microbiennes de l'appareil respiratoire.**

Presque tout le monde sait aujourd'hui que l'air atmosphérique sert de véhicule à de nombreux germes de microorganismes, dont plusieurs sont pathogènes.

C'est ainsi, pour ne citer qu'un exemple, que M. le professeur Strauss (2) a réussi à mettre en évidence la présence de bacilles tuberculeux virulents dans les cavités nasales d'individus sains, fréquentant des locaux habités par des phtisiques.

Lorsque ces germes, introduits par le mouvement d'inspiration ou par tout autre processus, trouvent sur l'épithélium de la muqueuse des voies aériennes des conditions de terrain favorables à leur culture, autrement dit, quand le produit de sécrétion, ou la toxine de ces germes pathogènes, peut agir sur les matériaux du terrain épithélial et les transformer en des produits propres à leur nutrition; lorsque, d'un autre côté, les agents actifs du système physiologique de défense, représentés par les phagocytes et par leur produit de sécrétion, l'antitoxine, plus ou moins diffusée dans le sérum sanguin, sont impuissants à détruire les germes

(1) Prononcer : inhalateur de poche *double eff*.
(2) Académie de médecine, séance du 3 juillet 1894 (*Bulletin de l'Académie de médecine*, 3 avril 1895). La tuberculose et son bacille, par M. Strauss, 1895. (Rueff, éditeur, boulevard Saint-Germain.)

envahisseurs et à préserver le terrain envahi contre l'action de leur toxine, il en résulte des maladies spécifiques diverses. Arrêtons-nous un instant sur ces conditions de genèse des maladies microbiennes de l'appareil respiratoire, car elles nous fourniront l'indication d'une intervention médicale par les inhalations.

La bouche et le nez étant les deux principales portes d'entrée des germes atmosphériques, l'épithélium de la muqueuse bucco-pharyngienne et celui de la muqueuse naso-pharyngienne représentent les deux terrains sur lesquels ces germes se trouvent d'abord déposés. L'état de ces terrains, au moment de l'ensemencement accidentel, joue un rôle important dans la genèse de ces diverses maladies.

Disons tout de suite que c'est en agissant sur les différents éléments de ces terrains et de ceux qui leur font suite plus profondément (larynx, trachée, bronches, etc.) que les vapeurs inhalées. produisent leurs effets prophylactique et thérapeutique.

L'idée d'opposer aux maladies microbiennes des substances agissant directement sur les microbes pour les tuer a séduit les médecins pendant longtemps; la matière médicale a enregistré alors un grand nombre de remèdes microbicides. Il eût suffi pourtant d'un peu de réflexion pour comprendre qu'un agent pouvant tuer des microbes introduits dans l'organisme tuerait aussi les éléments cellulaires de l'agrégat vivant sur lequel se trouvent ces microbes.

La chasse aux microbes avait, un moment, fait perdre de vue les toxines microbiennes.

Les travaux de MM. Behring, Roux, Yersin, etc., ont mis en lumière l'importance qui s'attache à la préservation des tissus contre l'action des toxines microbiennes au moyen des sérums antitoxiques, et tout le monde connaît les services que rend chaque jour la sérothérapie contre la diphtérie.

A côté de ces travaux, qu'il me soit permis de rappeler ici une conclusion à laquelle j'ai été conduit par l'observation clinique d'abord et par quelques expériences de culture ensuite, expériences faites à l'Institut Pasteur, dans le laboratoire de M. Chamberland (1).

(1) Contribution à l'étude des essences au point de vue de leurs propriétés antiseptiques : essence de niaouli, essence de cajeput, par le docteur F. Forné. (*Annales de l'Institut Pasteur*, 1893, p. 529-536.)

Les essences de niaouli et de cajeput, considérées comme des auxiliaires du système physiologique de défense dans le traitement des

L'observation clinique se réduit à ceci : plusieurs personnes particulièrement sujettes à contracter facilement des coryzas ou des bronchites, surtout en temps de grippe ou d'influenza, ont noté la suppression des hypersécrétions muqueuses et des quintes de toux, ainsi que la disparition de leur susceptibilité morbide, après avoir fait usage d'inhalations, soit avec les vapeurs d'essence de niaouli, soit avec les vapeurs d'essence de cajeput.

Les expériences de culture sur des terrains préparés (eau de levure neutre et stérilisée, liquide Raulin, pommes de terre) ont montré que, contrairement à l'opinion généralement admise, les vapeurs des essences actives s'opposent à la culture des microbes et des mucédinées, non par le fait d'une action directe portant sur les germes semés, mais par le fait d'une action infertilisante, portant sur lesdits terrains préparés.

Enfin, la conclusion, déduite du rapprochement du fait d'observation et du fait expérimental, peut être ainsi formulée : les vapeurs de plusieurs substances volatiles, telles que l'essence des mélaleuques, l'eucalyptol cristallisable, etc., vapeurs qui ne tuent ni les microbes ni les mucédinées, ont des propriétés infertilisantes, par action portant sur le terrain épithélial de la muqueuse des voies aériennes, et des propriétés inhibantes à distance, par action portant sur les expansions périphériques des nerfs de sensibilité de ladite muqueuse.

Après avoir ainsi conclu, j'ai estimé qu'à côté de l'intervention médicale par la sérothérapie, qui stimule, en la renforçant, l'action des agents du système physiologique de défense situés dans l'enceinte intra-vasculaire, intervention qui se trouve indiquée dès que le diagnostic est éclairé par le résultat positif d'une culture bactériologique, il y a place pour une intervention plus précoce, s'exerçant dans l'enceinte extra-vasculaire, et qui facilite la résistance de l'organisme en satisfaisant aux deux indications suivantes :

1º Filtrer l'air, c'est-à-dire diminuer le nombre des germes envahisseurs, chaque fois que les circonstances nous font séjourner dans un milieu chargé d'impuretés, ce qui sup-

maladies microbiennes vulgaires de l'appareil respiratoire, telles que le coryza et la bronchite chronique, par le docteur F. Forné. (Coccoz, éditeur, 11, rue de l'Ancienne-Comédie.)

L'essence des mélaleuques, in *Archives de médecine navale et coloniale*, mai 1895. Communication faite à l'Académie de médecine, séance du 4 décembre 1894, par le docteur F. Forné.

pose un filtre se trouvant constamment à portée de la main ;

2° Avec cet air filtré, inhaler, s'il y a lieu, aussi bien par le nez que par la bouche, les vapeurs de quelque substance volatile agissant indirectement sur les microbes par l'intermédiaire du terrain épithélial, qu'elles rendent impropre à leur culture, ce qui équivaut à diminuer la quantité des toxines formées, et produisant la suppression des hypersécrétions et des quintes de toux par la mise en jeu des actes nerveux réflexes inhibants.

Telle est l'origine de l'inhalateur qui fait l'objet de cette notice ; il est à la fois un appareil d'hygiène — un filtre de coton — et un appareil médical.

Cette double fonction est symbolisée par l'entrelacement des lettres H et M, initiales des mots HYGIÈNE et MÉDECINE, qui sont gravées sur l'inhalateur et sur son étui.

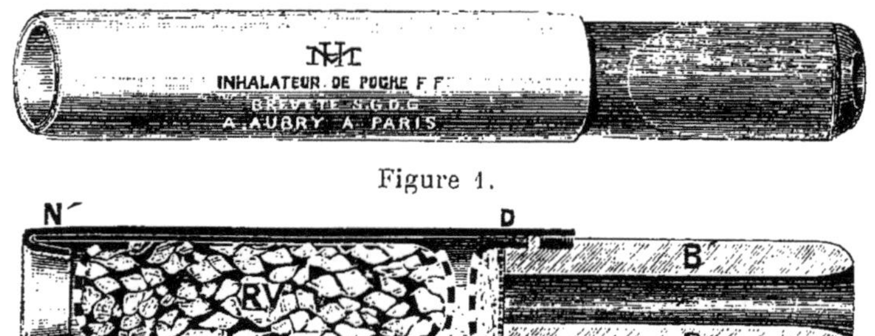


Figure 1.



Figure 2.

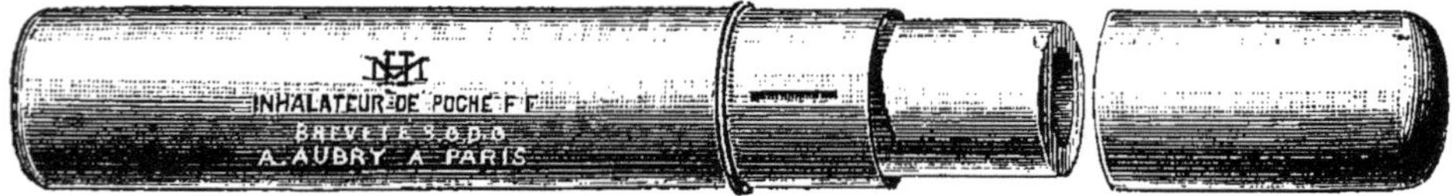


Figure 3.

## II

### Description de l'inhalateur de poche FF.

La figure 1 montre, en grandeur réelle, la forme de l'inhalateur, qui est celle d'un porte-cigare.

La figure 2, représentant une coupe longitudinale de l'appareil, montre qu'il est composé de trois organes distincts : 1° un tube extérieur se prêtant, par sa forme, aux inhalations par le nez ; 2° un récipient vaporifère interchangeable ; 3° un ajutage buccal, portant un filtre de coton.

La figure 3 représente l'inhalateur logé dans un étui métallique, dont le couvercle soulevé montre qu'on peut faire des inhalations par le nez, sans mettre l'inhalateur en évidence.

Un mot sur les particularités que présentent les trois organes de l'inhalateur et son étui.

1° Le tube extérieur, obtenu par l'emboutissage d'une plaque d'aluminium, présente une extrémité ouverte qui reçoit l'ajutage buccal BB', et une extrémité rentrée en dedans ou emboutie, dont le fond a été enlevé à l'emporte-pièce.

Cette portion rentrée en dedans limite, avec la paroi externe correspondante, un espace annulaire vide, légèrement conique, dans lequel est logée l'extrémité ouverte du récipient vaporifère.

Il résulte de ce mode de fabrication que les bords de l'ouverture extérieure de l'extrémité emboutie sont parfaitement arrondis, condition qui rend aisée son introduction dans l'une et l'autre narine, d'où la dénomination d'*extrémité nasale*, NN', donnée à cette extrémité de l'inhalateur.

Observons ici, et cette remarque s'étend aux autres pièces métalliques de l'inhalateur, que ce tube extérieur peut être obtenu avec n'importe quel métal précieux : argent, or, platine, ou avec un alliage convenablement choisi. Nous nous sommes décidé pour l'aluminium uniquement parce que c'est le métal usuel le plus léger. L'aluminium, du reste, peut être bronzé ou recouvert, par voie électrolytique, de métaux divers, susceptibles eux-mêmes d'être diversement colorés.

2° Le récipient vaporifère interchangeable, RV, fig. 2, en métal ou en verre, est un simple tube dont le fond, percé de trous, est dirigé du côté de l'ajutage buccal, et dont l'ouverture embrasse la portion rentrée en dedans du tube extérieur.

La substance volatile propre aux inhalations, qui sera introduite dans ce récipient, peut être liquide, solide ou visqueuse. Examinons chacun de ces trois cas.

*Substances volatiles liquides.* — Avec les liquides volatils, tels que l'essence des mélaleuques, l'eucalyptol cristallisable, etc., il est indispensable de faire intervenir une éponge minérale telle que la pierre ponce, réduite en fragments de la dimension d'un très petit pois ou d'un grain de blé noir.

Ces fragments, séparés les uns des autres par des intervalles vides dans lesquels l'air circule facilement, représentent autant de petits récipients ouverts, retenant les liquides volatils avec lesquels on les met en contact et dégageant des vapeurs sous l'influence du courant d'air produit par les mouvements d'inspiration du patient.

Cette grenaille minérale inerte et poreuse est maintenue en place dans le récipient au moyen d'une cupule, C, dont le fond perforé appuie par sa concavité sur le sommet de la colonne anfractueuse, et dont les parois latérales, normalement fendues sur trois points équidistants, sont transformées par ces fentes en autant de segments élastiques pressant comme des ressorts sur la face interne du récipient.

Cette cupule perforée est en aluminium ou en métal rendu inoxydable, quand le récipient vaporifère est en métal; elle est en celluloïde ou toute autre substance pouvant être emboutie et faire ressort, quand le récipient est en verre.

Entre la face convexe de la cupule perforée et les bords de l'orifice du récipient se trouve ménagé un espace vide destiné à loger la portion rentrée en dedans du tube extérieur.

L'imbibition de la grenaille est réalisée, pour la première fois seulement, en dehors du récipient vaporifère, par exemple en la plaçant dans le couvercle de l'étui et en versant sur elle, au moyen d'un compte-gouttes, le liquide volatil choisi par le patient ou prescrit par le médecin. Ainsi saturés de liquide, les fragments de pierre ponce sont introduits un à un dans le récipient et maintenus en place, comme il a été dit, au moyen de la cupule perforée. Pour les imbibitions ultérieures, il suffira de laisser tomber, de temps à autre, sur la face convexe de la cupule C, quelques gouttes du liquide volatil, à travers l'entonnoir formé par l'extrémité nasale de l'inhalateur.

Quant au nombre de gouttes à instiller chaque fois, il varie avec la volatilité du liquide employé et, pour chaque liquide, avec l'usage plus ou moins répété qui a été fait de l'inhalateur et qui a eu pour résultat de vider plus ou moins les minuscules récipients représentés par les fragments de pierre ponce. La pratique ne tarde pas à éclairer le patient sur ce point : quatre à six gouttes suffisent alors, en général, pour compléter l'imbibition.

Il importe de ne pas dépasser la dose maximum de liquide que peut retenir chaque fragment, et que nous appelons *dose de saturation*, sous peine de souiller le tube extérieur, l'ajutage buccal, et finalement le filtre de coton, qu'il importe de tenir toujours parfaitement sec.

*Substances volatiles solides.* — Lorsque la matière volatile est solide, comme le camphre, elle est introduite directement dans le récipient vaporifère par petits fragments analogues à ceux de la pierre ponce, et maintenus en place au moyen de la cupule perforée.

Si la matière solide est en poudre ou en petits cristaux, comme le menthol, cas qui se présente fréquemment, il convient de la mélanger avec des fragments de pierre ponce et de placer le mélange entre deux couches minces d'amiante, afin de ne pas obstruer les trous, soit du récipient, soit de la cupule. On commencera donc par introduire dans le récipient, en ayant bien soin de ne pas la tasser, une première couche mince d'amiante, qui sera poussée jusqu'à 2 millimètres de distance du fond ; on introduira ensuite le mélange en question, qui sera recouvert de la deuxième couche mince d'amiante ; finalement, on mettra en place la cupule perforée.

*Substances volatiles visqueuses.* — Si la matière volatile est visqueuse, comme le goudron, on en imbibe préalablement des substances poreuses, comme la cellulose, le papier, le son, la sciure de bois, etc., que l'on introduit ensuite dans le récipient vaporifère, soit isolément, soit après les avoir mélangées avec des fragments de pierre ponce, et ce cas rentre alors dans le précédent.

Une fois chargé, le récipient vaporifère est introduit dans le tube extérieur ; il est maintenu dans la position qu'indique la figure 2 par la simple adhérence de sa surface externe, non polie, à la face interne rugueuse du tube extérieur, et surtout par la disposition légèrement conique de l'espace annulaire, au fond duquel on le pousse avec une certaine pression, ce qui met en jeu l'élasticité de son extrémité ouverte. Le récipient est bien en place quand le bord libre de la portion rentrée en dedans du tube extérieur touche la face convexe de la cupule perforée.

3° L'ajutage buccal, BB', en ébonite, ivoire, ambre, ambroïde, etc., ressemble extérieurement à celui d'un porte-cigare ; il en diffère par le diamètre du canal central, qui est beaucoup plus grand dans l'ajutage de l'inhalateur, et surtout par le filtre de coton appliqué contre l'extrémité interne dudit ajutage.

Sur sa portion cylindrique, l'ajutage buccal est creusé

d'une gorge circulaire, GG', destinée à recevoir plusieurs couches de fil ciré en vue de faire, au besoin, joint hermétique avec la face interne du tube extérieur.

L'extrémité interne de cet ajutage, dont le diamètre a été diminué sur une hauteur de 5 millimètres, se trouve coiffée par une cupule perforée C, fendue dans le sens longitudinal, sur trois points du pourtour de ses parois latérales, comme celle du récipient vaporifère, mais avec cette particularité que les segments, formant ressort en dedans, pressent sur la périphérie de l'ajutage qui les repousse en dehors.

Le filtre de coton F est constitué simplement par : 1° de la ouate disposée en couche mince au fond de la cupule ; 2° un disque D, de lint ou de tarlatane, dont le diamètre est exactement celui de l'extrémité interne de l'ajutage buccal, contre laquelle le filtre de coton est maintenu appliqué par ladite cupule perforée.

Il résulte de ce dispositif une grande facilité pour substituer, chaque fois que cela devient nécessaire, un filtre de coton vierge de toute impureté au filtre souillé par les poussières atmosphériques ou par toute autre substance. Il suffit, en effet, d'introduire dans le large canal central de l'ajutage buccal une tige quelconque, telle qu'une allumette en bois, et d'exercer une légère pression sur la cupule pour que celle-ci se détache, entraînant avec elle la couche de coton et le disque de lint ou de tarlatane. Il ne reste plus qu'à placer un nouveau filtre dans la cupule et à réappliquer celle-ci sur l'extrémité interne de l'ajutage.

Cette substitution d'un filtre propre à un filtre souillé a lieu à des intervalles de temps plus ou moins éloignés, selon que les circonstances ont fait séjourner le patient dans des milieux plus ou moins chargés d'impuretés. Dans les conditions ordinaires, le filtre de coton peut servir pendant trois mois, et même plus longtemps.

Si, par suite d'un accident quelconque, le filtre vient à être mouillé, par exemple si on a laissé tomber dans le récipient vaporifère un trop grand nombre de gouttes d'essence ou de tout autre liquide volatil — ce dont on s'aperçoit par le bruissement particulier que produit l'air en traversant le coton mouillé — il faut renouveler le filtre. Il importe, en effet, de ne pas oublier que la ouate ne filtre l'air facilement que si les espaces séparant les fibres entre-croisées du coton ne sont pas occupés par un liquide, autrement dit qu'à la condition d'être bien sèche.

Notons, en passant, combien cette notion si simple est généralement méconnue. En effet, la plupart des inhalateurs improvisés pour inhaler les vapeurs des liquides volatils se composent d'un simple tube, dans lequel on a placé un peu de coton qui a été imbibé du liquide voulu ; les espaces interfibrillaires, dans lesquels doit passer l'air, étant occupés par un liquide, il en résulte pour le patient la nécessité de faire de grands efforts d'inspiration afin de vaincre la résistance que le coton imbibé oppose au passage de cet air. C'est pour éviter cette résistance, qui est une cause de fatigue pour le patient, que j'ai éliminé le coton du récipient vaporifère.

La boîte renfermant l'inhalateur de poche FF contient aussi un récipient vaporifère de rechange, dans lequel on a placé un peu de coton et plusieurs disques de tarlatane, ce qui permet de renouveler plusieurs fois le filtre de l'ajutage buccal.

Telles sont les particularités propres à chacun des organes de l'inhalateur de poche FF ; notons que les matières qui entrent dans leur composition sont toutes stérilisables par la chaleur, ce qui en fait un appareil facilement aseptisable.

Notons encore que, lorsque les trois organes sont en place, comme l'indique la figure 2, il existe un intervalle de 2 millimètres entre le récipient vaporifère et l'ajutage buccal. Il résulte de ce dispositif que les efforts de succion produits par les mouvements d'inspiration du patient ne peuvent pas entraîner dans le filtre de coton, et de là dans la bouche, les liquides volatils introduits dans le récipient vaporifère, si toutefois on n'a pas dépassé la dose de saturation des fragments de pierre ponce.

4° *Étui de l'inhalateur de poche.* — Quand on n'en fait pas usage, l'inhalateur est logé dans un étui obtenu par l'emboutissage de deux plaques de cuivre : l'une pour l'étui proprement dit, l'autre pour le couvercle. Cet étui peut être placé dans une poche, voire celle d'un gilet, ou être dissimulé complètement dans la paume de la main comme un flacon d'odeurs. Le couvercle de l'étui présente cette particularité de pouvoir s'adapter indifféremment à chacune de ses deux extrémités.

En enlevant le couvercle de l'étui, on découvre l'extrémité nasale de l'inhalateur, sur une hauteur de 12 à 13 millimètres, et la portion de l'étui comprise entre son ouverture et une saillie circulaire limitant la course du couvercle. De trois bandelettes longitudinales, ou crevés, comprises chacune entre deux fentes parallèles, une seule est représentée dans la figure 3 ; ces bandelettes, occupant les deux·tiers moyens de la hauteur de cette portion de l'étui, sont repoussées en dedans et pressent comme autant de ressorts élastiques sur la face externe de l'inhalateur, qui se trouve ainsi maintenu en état de parfaite immobilité dans l'étui.

Il résulte de ce dispositif qu'on peut faire des inhalations par le nez sans montrer l'inhalateur et sans être exposé à voir celui-ci sortir de son étui, avantages très appréciés par les personnes qui éprouvent plusieurs fois dans la journée le besoin de faire des inhalations nasales, et qui désirent donner satisfaction à ce besoin le plus discrètement possible.

*Simplification de l'inhalateur de poche FF.* — Avant de passer aux considérations que comportent les divers modes d'emploi de l'inhalateur, signalons une simplification possible de cet appareil. En effet, des trois organes dont se compose l'inhalateur, il en est un qui peut être supprimé : c'est le récipient vaporifère interchangeable. Dans ce cas, la matière propre aux inhalations est logée directement dans le tube extérieur, entre deux cupules perforées, dont une embrasse par sa concavité la portion rentrée en dedans de l'extrémité nasale de l'inhalateur, et dont l'autre maintient en place ladite substance volatile, cette dernière cupule étant toujours séparée de celle de l'ajutage buccal par un intervalle minimum de 2 millimètres.

Cette simplification peut être avantageuse avec les substances solides ou visqueuses, dans ce sens qu'elle permet de loger dans l'inhalateur une plus grande masse de ces substances et, par suite, d'obtenir un plus grand volume de vapeurs ; par contre, cette simplification n'est pas admissible avec les substances liquides, parce que celles-ci souillent rapidement l'ajutage buccal et le filtre de coton, qui, nous l'avons déjà dit, doit toujours être parfaitement sec.

### III
#### Modes d'emploi de l'inhalateur de poche FF.

L'inhalateur peut être employé, soit isolément, avec ou sans son étui, soit associé à des appareils d'air ou de gaz comprimés. Nous allons étudier chacun de ces deux modes d'emploi.

1° INHALATEUR EMPLOYÉ SEUL, AVEC OU SANS SON ÉTUI.

A. *Inhalations buccales.* — Pour les inhalations à faire par la bouche, l'inhalateur est retiré de son étui et l'ajutage buccal est tenu entre les lèvres et les dents, comme dans l'action de fumer un cigare : l'air inspiré entre par la bouche et l'air expiré sort par le nez.

B. *Inhalations nasales.* — Les inhalations par le nez peuvent se faire sans sortir l'inhalateur de son étui. En effet, une fois le couvercle enlevé et adapté à l'extrémité opposée de l'étui, il suffit, soit de présenter l'extrémité nasale de l'inhalateur à une distance plus ou moins rapprochée des narines et de faire des inspirations plus ou moins profondes, comme dans l'action de sentir une fleur ou de respirer un flacon de sels, soit d'introduire alternativement dans l'une et l'autre cavité nasale cette même extrémité de l'inhalateur, en ayant soin de maintenir appliquée contre elle l'aile externe de la narine libre ; dans ce cas, l'air inspiré entre par le nez et l'air expiré sort par la bouche.

La découverte faite par M. le professeur Strauss et signalée au début de cette notice prouve l'importance des inhalations nasales. D'un autre côté, l'observation commune montre que certains sujets — surtout en temps de grippe ou d'influenza — présentent une impressionnabilité particulière, caractérisée par la facilité avec laquelle ils prennent tantôt un coryza, tantôt une angine, tantôt une bronchite. Ces localisations successivement observées chez un même individu nous donnent la clef de la triade symptomatique de la grippe déjà signalée par les auteurs les plus anciens, mais dont ils ne pouvaient pas connaître la signification.

De ces notions découle une conséquence hygiénique très importante, à savoir l'intérêt qu'il y a pour tout le monde, en temps d'épidémie surtout, et plus particulièrement pour les personnes facilement impressionnables, à filtrer l'air et à stériliser l'épithélium naso-pharyngien, à le rendre infertile, c'est-à-dire impropre à la culture des germes inhalés avec l'air. Or, les vapeurs des essences actives, en particulier de l'essence des mélaleuques, celles de l'eucalyptol cristallisable, du camphre, du menthol, etc., possèdent cette propriété infertilisante. Il convient donc d'administrer les vapeurs antiévolutives de ces substances par la voie nasale, et il est évidemment commode, grâce à l'interchangeabilité du récipient, de pouvoir le faire avec un même inhalateur, quel que soit l'état physique de la substance volatile employée.

Il existe d'autres circonstances — dans lesquelles les microbes ne semblent jouer aucun rôle — où les inhalations par le nez sont aussi très utiles. En effet, certaines per-

sonnes — surtout parmi les nervosiques — sont sujettes à
des défaillances, sorte d'état syncopal s'accompagnant d'ob-
nubilation momentanée des sens pouvant aller jusqu'à la
perte de connaissance, mais d'une durée tellement courte
que cet état passe le plus souvent inaperçu, même des voi-
sins les plus rapprochés du patient. Or, l'expérience a appris
à ces personnes que, pour empêcher ou combattre ces défaillances, il leur suffit d'inhaler par le nez les vapeurs sti-
mulantes que dégage l'acide acétique préalablement versé
sur des sels dits *anglais*, et qui ne sont que du sulfate de
potasse granulé, contenu dans un flacon de cristal, qu'elles
ne quittent jamais.

Les granules de sulfate de potasse ne jouant pas d'autre
rôle que celui de retenir le liquide volatil et multiplier la
surface d'évaporation de celui-ci, il est inutile de les substituer aux fragments de pierre ponce préalablement logés
dans le récipient en verre de l'inhalateur. Il suffit que le
tube extérieur et les cupules perforées soient en argent, au
lieu d'être en aluminium, pour que l'inhalateur de poche FF
soit transformé en un simple flacon de sels, offrant sur ce
dernier le triple avantage d'être moins fragile, d'être tra-
versé au moment de l'inhalation par un courant d'air central
et d'être, enfin, d'un usage plus pratique. Il est plus aisé,
en effet, d'enlever le couvercle d'un étui et de l'adapter à
l'extrémité opposée de celui-ci, que d'extraire un bouchon
de verre rodé à l'émeri d'un goulot également rodé et qu'il
faut tenir entre les deux doigts d'une main ou déposer sur
un meuble, pendant qu'on fait des inhalations. En outre,
une fois les flacons débouchés, il est manifeste que l'extrémité nasale de l'inhalateur, dégagée de tout appendice laté-
ral, se prête mieux aux inhalations, soit à distance, soit
surtout intra-nasales, que le flacon de verre ordinaire dont
le goulot porte ordinairement un couvercle à charnière, destiné à être rabattu sur le bouchon rodé dès qu'on cesse les
inhalations. Notons, enfin, qu'avec l'inhalateur comme avec
le flacon de sels, le patient peut se présenter chez le premier
pharmacien venu pour être approvisionné de son agent de
stimulation habituelle, puisqu'il suffit d'enlever le couvercle
de l'étui pour avoir sous les yeux l'ouverture du récipient
vaporifère dans lequel il n'y a qu'à verser quelques gouttes
d'acide acétique.

Signalons encore, sans y insister longuement, une autre
application hygiénique de l'inhalateur de poche FF.

Il existe, dans le monde des fumeurs, un certain nombre de sujets convaincus par l'expérience que le tabac leur est nuisible, mais qui ont contracté l'habitude, pour se donner une contenance, d'avoir toujours quelque chose, soit à la bouche, soit entre les doigts. Si le tube extérieur de l'inhalateur de poche avait la couleur du tabac, ces fumeurs désabusés pourraient se donner, ou plutôt donner aux autres l'illusion de fumer un cigare, tandis qu'ils humeraient de l'air simplement filtré ou entraînant avec lui des vapeurs de leur choix.

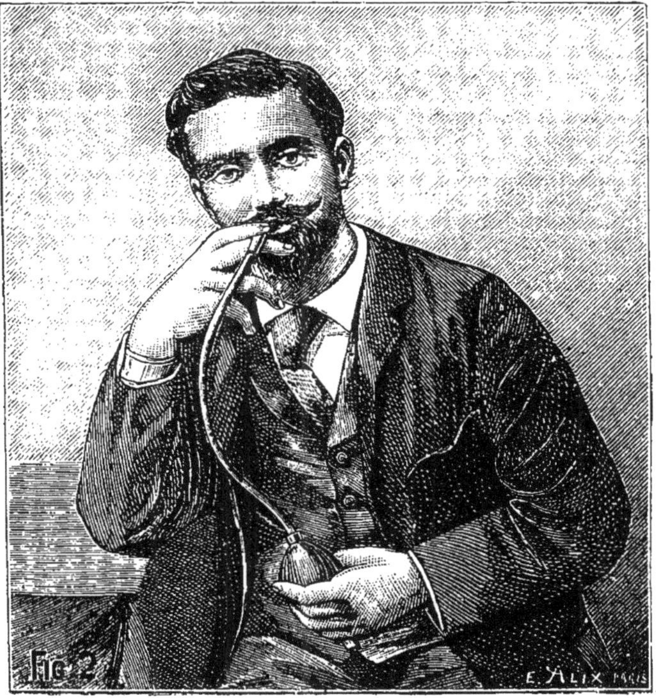


Figure 4.

## 2° INHALATEUR ASSOCIÉ A DES RÉSERVOIRS D'AIR OU DE GAZ COMPRIMÉ.

L'emploi des inhalateurs entraîne la nécessité de faire de plus grands efforts d'inspiration qu'à l'état normal. Ce surcroît de dépense, qui passe inaperçu quand les patients jouissent d'une bonne santé habituelle, n'est pas une chose négligeable quand il s'agit de malades.

Grâce à la forme adoptée, l'inhalateur de poche FF se

prête à des associations instrumentales diverses, ayant toutes
pour objectif d'éviter au patient cette cause de fatigue.

La figure 4 montre un patient tenant entre les lèvres et les
dents l'ajutage buccal d'un inhalateur de poche, relié par son
extrémité nasale à une poire de caoutchouc placée dans la
paume d'une main. En comprimant la poire de caoutchouc,
au moment de l'inspiration, le malade envoie de l'air sous
pression dans l'inhalateur, ce qui le soulage beaucoup.

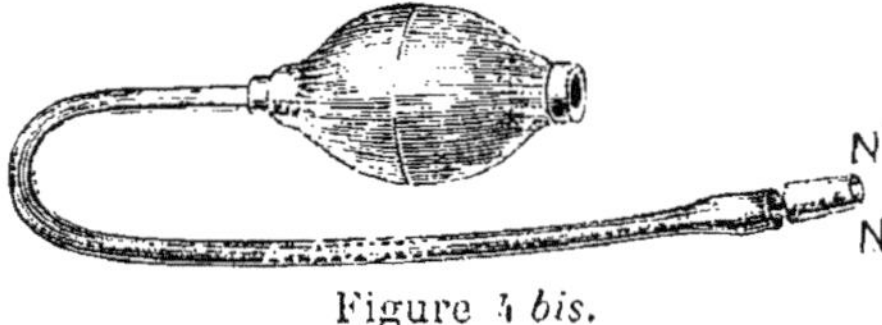


Figure 4 bis.

La figure 4 bis mon-
tre la poire se conti-
nuant avec un tube de
caoutchouc que ter-
mine un ajutage coni-
que s'adaptant, à frot-
tement exact, à l'orifice de l'extrémité nasale de l'inhalateur NN'.

Dans la figure 5, cette extrémité nasale a été introduite
préalablement dans l'extrémité libre d'un tube de caoutchouc
déjà relié à un gazomètre fonctionnant avec un soufflet à
pédale. Par la manœuvre du soufflet, qui est opérée soit par
le patient, soit par un aide, de l'air atmosphérique est refoulé
dans le gazomètre, dont la cloche s'élève peu à peu, de manière à en renfermer une trentaine de litres, que l'on com-
prime plus ou moins avec des poids gradués placés sur le
plateau supérieur de la cloche. Ajoutons que, pendant cette
manœuvre, l'orifice de l'ajutage buccal est obturé par le
pouce de la main qui tient l'inhalateur. Une fois le gazomètre plein d'air sous pression, on ferme la pince (non figu-
rée) qui se trouve placée sur le trajet du tube de caoutchouc
reliant le soufflet à pédale au gazomètre, de manière à s'opposer au reflux de l'air du gazomètre vers le soufflet. L'ajutage buccal étant placé entre les lèvres et les dents, c'est le
bout de la langue qui remplace le pouce pour obturer l'orifice libre de l'inhalateur. Tant que cet orifice est ainsi obturé,
la cloche du gazomètre reste immobile ; dès qu'il est dégagé,
par un simple déplacement du bout de la langue, l'air comprimé traverse l'inhalateur, entraînant avec lui les vapeurs
de la substance volatile préalablement placée dans le récipient vaporifère. Cette inhalation coïncide avec le mouvement
d'inspiration du patient, puis le bout de la langue est réap-
pliqué sur l'orifice de l'ajutage buccal pendant toute la durée
du mouvement d'expiration. L'air comprimé dans le gazomètre représente une somme d'énergie disponible, dont le

malade règle lui-même l'emploi avec la plus grande facilité.

Lorsqu'il est indiqué de faire des inhalations par le nez, c'est l'extrémité buccale de l'inhalateur qui est introduite préalablement dans l'extrémité libre du tube de caoutchouc. Dans ce cas, le pouce de la main qui tient l'inhalateur est appliqué sur l'orifice de l'extrémité nasale pendant qu'on charge le gazomètre. En dégageant cet orifice, et en le présentant à une distance plus ou moins rapprochée des narines, ou même en l'introduisant dans l'une et l'autre cavité nasale, le patient peut faire des inhalations par le nez sans être astreint au moindre effort d'inspiration.

Après quelques tâtonnements, la tolérance de la muqueuse est établie, et les inspirations, d'abord incomplètes, deviennent de plus en plus profondes.

En chargeant plusieurs fois le gazomètre, le patient peut, dans une séance de dix minutes, faire circuler dans son appareil broncho-pulmonaire, soit par la voie buccale, soit par la voie nasale, une centaine de litres d'air filtré et chargé ou non de vapeurs balsamiques ou infertilisantes.

Nous insistons sur l'avantage propre aux appareils de compression de permettre au patient d'acquérir rapidement et sans fatigue la faculté de régler lui-même, par une simple manœuvre du bout de sa langue, ou par celle du pouce de sa main, la fréquence des inhalations d'après celle de son rythme respiratoire.

Ces inhalations à domicile, continuées dans la journée avec l'inhalateur de poche, quel que soit le lieu où puisse se trouver le patient, représentent un puissant moyen modificateur, dont l'emploi se trouve plus particulièrement indiqué dans deux circonstances différentes.

A titre prophylactique, ces inhalations seront utilement faites — surtout en temps de grippe ou d'influenza — par les membres d'une même famille jouissant, d'ailleurs, d'une bonne santé habituelle, ou les personnes douées d'une susceptibilité particulière à contracter des coryzas, des angines ou des bronchites.

Ces inhalations pourront être employées, à titre palliatif ou curatif, par les malades atteints d'affections du système nerveux ou de l'appareil respiratoire, s'accompagnant de dyspnée.

Rappelons, enfin, une application qui a déjà été signalée, et consistant à coiffer avec un tube de caoutchouc la tubulure de dégagement d'un siphon à eau de Seltz ou d'un appareil gazogène, préalablement renversés. En plaçant à l'ex-

trémité libre de ce tube de caoutchouc un inhalateur FF, le
patient peut prendre, en en réglant le débit à volonté, des
douches de gaz acide carbonique, soit par la voie nasale, soit
par la voie buccale.

RÉSUMÉ.

Les avantages que l'inhalateur de poche FF présente sur
les autres appareils de ce genre, connus jusqu'à ce jour,
peuvent être ainsi résumés :

1° Il est à la fois un respirateur filtro-germes et un inhalateur ;

2° Il se prête aussi bien aux inhalations par le nez qu'aux
inhalations par la bouche ;

3° Il permet d'inhaler, grâce à l'interchangeabilité du
récipient, les vapeurs des substances volatiles les plus va-
riées, liquides, solides ou visqueuses ;

4° Il permet de faire des inhalations discrètes par le nez,
sans mettre en évidence l'instrument, qui est complètement
dissimulé dans la paume de la main ;

5° Il peut tenir lieu de flacon de sels ;

6° Enfin, il se prête, grâce à la forme adoptée, à des associations instrumentales diverses, permettant aux malades
de régler, sans fatigue aucune, la fréquence des inhalations,
d'après le rythme de leur respiration.

*L'inhalateur de poche FF se trouve chez M. A. Aubry, fabricant
d'instruments de chirurgie, 6, boulevard Saint-Michel, Paris.*

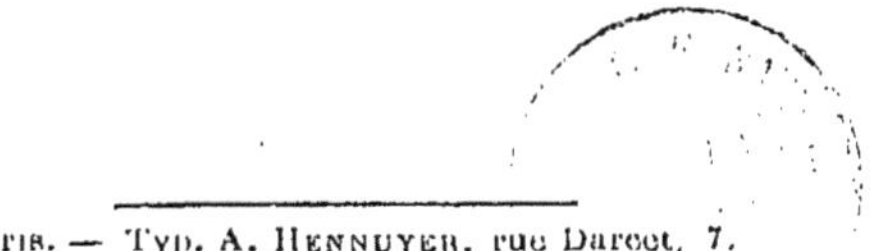

Paris. — Typ. A. Hennuyer, rue Darcet, 7.

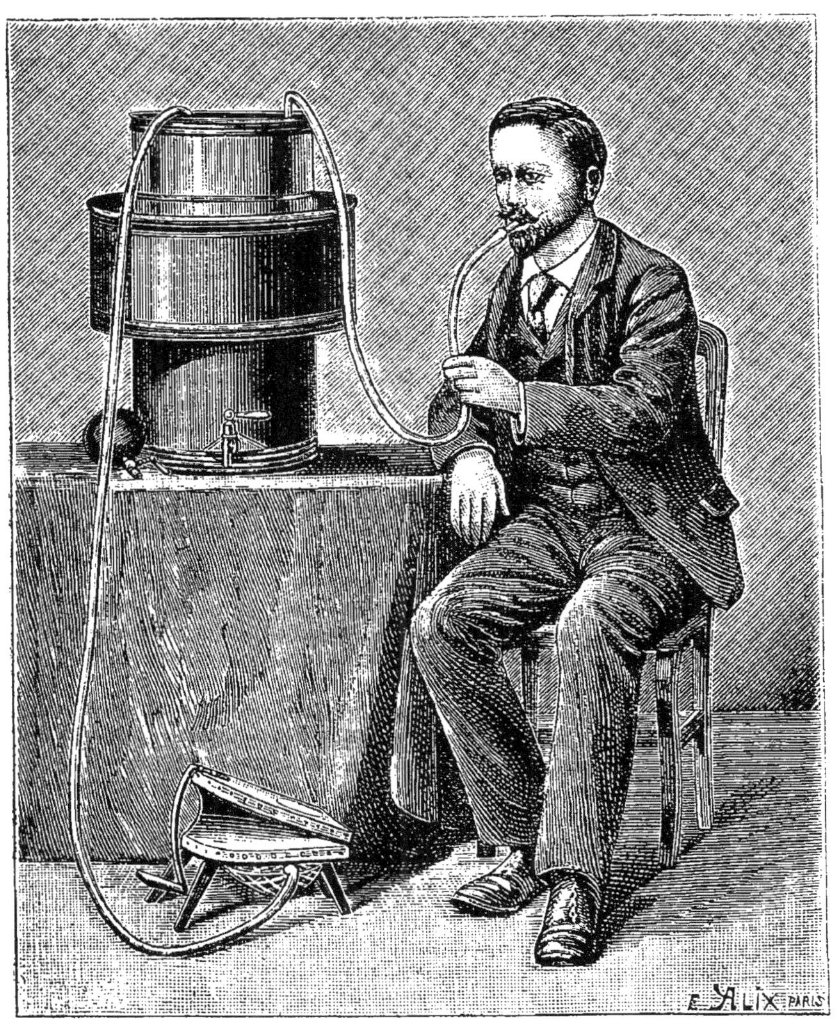

Figure 5. Voir page 14.